RAPPORTS

DE

LA TUBERCULOSE

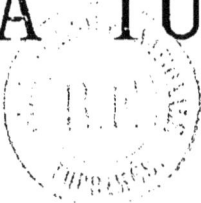

ET DE

L'ALCOOLISME

PAR LE

Dʳ L. BONSIRVEN

---- * ----

TOULOUSE

IMPRIMERIE SAINT-CYPRIEN

27, ALLÉES DE GARONNE, 27

—

1900

RAPPORTS

DE

La Tuberculose et de l'Alcoolisme

RAPPORTS

DE

LA TUBERCULOSE

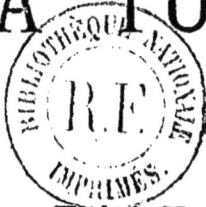

ET DE

L'ALCOOLISME

PAR LE

Dᴿ L. BONSIRVEN

———————— ✳ ————————

TOULOUSE

IMPRIMERIE SAINT-CYPRIEN

27, ALLÉES DE GARONNE, 27

———

1900

À mon Père et à ma Mère

A MA SŒUR ET A MON BEAU-FRÈRE

À MES PARENTS

A MES AMIS

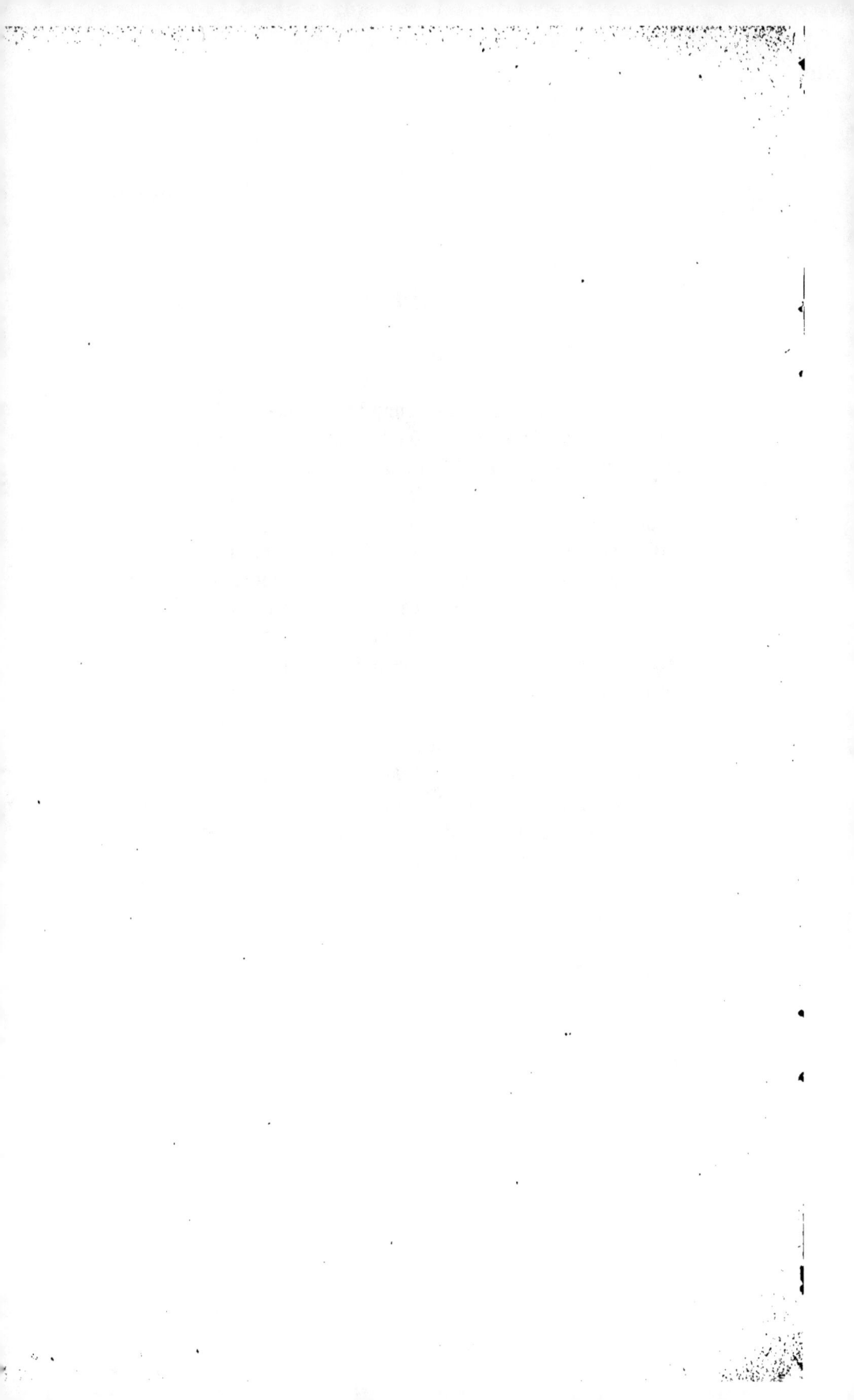

Introduction

La tuberculose est de beaucoup la plus meurtrière des maladies. Elle fait 150,000 victimes, chaque année, en France. A Paris seulement, il meurt plus de 10,000 phtisiques par an, c'est-à-dire 25 par jour. (Brouardel).

D'autre part, on sait que l'alcoolisme, en raison de ses progrès croissants, est une cause très importante de mortalité. Chez 5 p, 100 des malades des hôpitaux de la capitale, la mort est le résultat de cette intoxication. Un certain nombre succombe aux lésions organiques qu'elle engendre, portant sur le cerveau, le foie, l'estomac, etc... Mais dans beaucoup de cas, la tuberculose est la cause de la mort. Les excès de boissons alcooliques doivent être considérés après l'aération insuffisante et la sédentarité, comme une des principales causes prédisposantes à la tuberculose.

C'est M. Lancereaux qui a surtout attiré l'attention sur ce point, et cette importante question a fait, depuis, l'objet de nombreux travaux.

Sur les conseils de M. Baylac, médecin des hôpitaux, nous avons choisi comme sujet de notre thèse : « Les rapports de la tuberculose et de l'alcoolisme. »

On a beaucoup écrit sur ce sujet, aussi nous serait-il difficile de faire œuvre originale. Notre désir est plus modeste. Nous avons simplement voulu faire une mise au point de la question, et apporter quelques observations nouvelles de maladies que nous avons eu l'occasion d'observer, durant notre stage hospitalier.

On verra combien il est urgent de remédier à ces deux fléaux sociaux qui menacent de devenir la ruine de l'humanité : l'alcool et la tuberculose.

Mais auparavant nous sommes heureux de remercier publiquement M. Baylac pour le sujet de thèse qu'il nous a choisi et pour les observations qu'il nous a communiquées, pour le zèle infatigable avec lequel il nous a appris durant trois ans la pathologie et la clinique au lit du malade, et pour la sympathie qu'il nous a toujours témoignée, depuis que nous avons été l'externe de son service.

Nous devons aussi présenter nos hommages respectueux et sincères à nos autres maîtres dans les hôpitaux, MM. les professeurs Jeannel et Bézy, M. Daunic, dans les services desquels nous avons été externe, M. le professeur Mossé dont nous avons été l'élève.

M. le professeur agrégé Cestan a droit à notre reconnaissance pour les excellentes leçons de médecine opératoire qu'il nous a professées et les bons conseils qu'il n'a cessé de nous prodiguer.

Que M. le professeur André veille bien aussi nous permettre de lui témoigner nos remerciements pour l'extrême bienveillance avec laquelle il nous a reçu l'année dernière dans son laboratoire, et pour le grand honneur qu'il nous a fait en acceptant la présidence de notre thèse.

PLAN

—

PREMIÈRE PARTIE

Chapitre premier. — Historique.

Chapitre II. — Considérations étiologiques sur la tuberculose des buveurs.

Chapitre III. — Symptomatologie.

Observations. { Déjà publiées.
{ Inédites.

DEUXIÈME PARTIE

Chapitre premier. — 1° De l'alcool. Ses transformations dans l'organisme;

2° Son trajet dans l'économie;

3° Phénomènes pathologiques qu'il produit.

Chapitre II. — Pathologie de la tuberculose alcoolique.

Chapitre III. — Pronostic. Traitement. Prophylaxie.

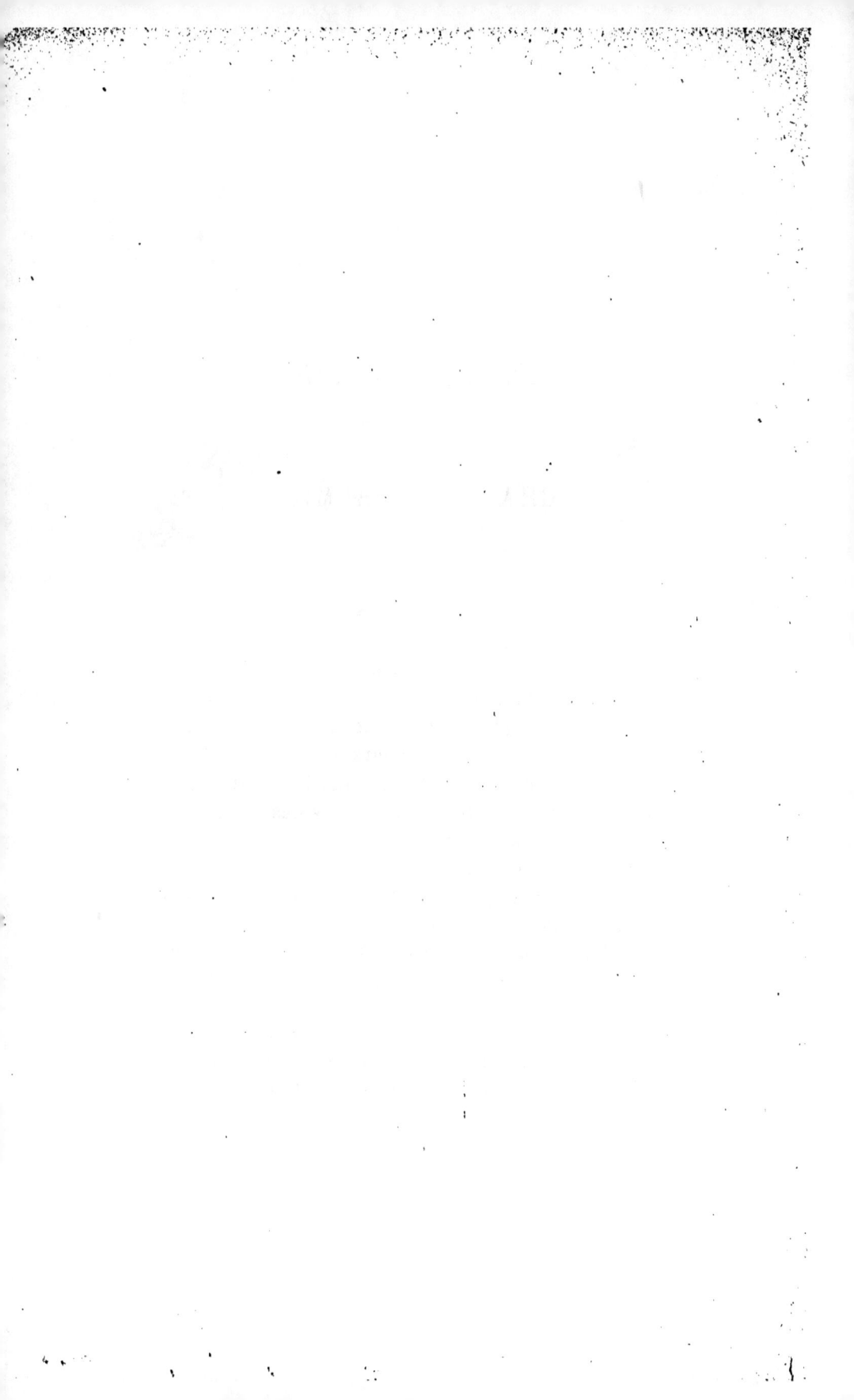

Première Partie

CHAPITRE PREMIER

Historique.

L'association de la tuberculose et de l'alcoolisme a été signalée, dès l'année 1767, par Lieutaud (1), qui écrit : « La phtisie est occasionnée par un usage immodéré de vins et de liqueurs. »

En 1870, Didelot annonçait que la phtisie tuait, chaque année, une foule de paysans des Vosges qui buvaient de l'eau-de-vie.

Broussais (2), en 1838, signale l'alcoolisme comme cause de tuberculose et l'explique en disant que l'alcool irrite le poumon.

En 1852, paraît la monographie de Magnus Huss (3). Le savant suédois, non seulement ne croyait pas

---

(1) Lieutaud, *Traité de médecine pratique*, 1767.
(2) Broussais, *Histoire des Phlegmasies chroniques*, 1838.
(3) Magnus Huss, *Alcoolismus chronicus*, Stockolm, 1852.

que l'alcool puisse prédisposer à la tuberculose, mais
même soutenait qu'il en arrêtait l'évolution.

En 1859, l'américain Ch. Bell (1) démontre que la
phtisie est plus répandue chez les buveurs. A peu
près à la même époque, le professeur Dawis, de
Philadelphie, fait paraître une statistique portant
sur 210 tuberculeux, parmi lesquels on trouve
68 alcooliques avérés et sans aucun antécédent héréditaire.

Ensuite paraissent des travaux de médecins fran-
çais.

Krantz (2) rapporte deux observations d'alcooliques
devenus tuberculeux, et chez lesquels la phtisie a
pris un caractère galopant. Il éveille l'attention d'un
praticien, le docteur P. G..., qui déclara avoir observé
deux faits de ce genre, l'un à la Charité lorsqu'il était
élève et l'autre en ville. Le premier, chez un espèce
d'hercule, employé aux déménagements, qui mourait
dans un mois; le second, chez un sellier, qui résista
un peu plus longtemps.

L'année suivante, 1862, le docteur Launay (3), du
Hàvre, cite deux cas semblables à ceux de Krantz. Il
s'agit de deux sujets buveurs d'alcool, âgés l'un de
27 ans et d'une constitution athlétique; l'autre de

---

(1) Ch. Bell, On the effects of the Use of alcoholic liquors on tubercular diseases, or in constitutions predisposed to such diseases, 1859.

(2) Krantz, De la phtisie des buveurs, *Gazette des Hôpitaux*, 1862.

(3) Launay, *Union médicale*, 1862.

22 ans, d'une force au-dessus de la moyenne, tous deux nés de parents vigoureux, encore vivants, ayant des frères et des sœurs bien portants.

En 1864, Leudet (1) prétend, au contraire, que la phtisie est rare chez les ivrognes et que si elle existe elle a une marche plus lente que chez les personnes tempérantes.

A la même date, M. Lancereaux (2) partage complètement les idées de Krantz et de Bell et rapporte 15 observations d'alcooliques, chez lesquels la tuberculose a évolué sous une forme galopante.

En 1867, Hérard et Cornil (3) combattent les idées de Leudet, et déclarent avoir vu dans les hôpitaux beaucoup d'individus qui étaient alcooliques depuis un certain temps et qui sont devenus phtisiques.

En 1895, M. le professeur Lancereaux (4) reprend question d'alcoolisme et de tuberculose, dans un article qu'il intitule : *Effets comparés des boissons alcooliques chez l'homme et leur influence prédisposante à la tuberculose.*

Ce sagace observateur écrit : « Sans nier que la tuberculose soit le résultat de l'action d'un microbe particulier sur l'économie vivante, je suis de plus en plus convaincu que cette action semblable à celle

(1) Leudet, *Gazette médicale de Lyon*, 1864.

(2) Lancereaux, *Dictionnaire encyclopédique des sciences médicales*, 1863. Art. Alcoolisme.

(3) Hérard et Cornil, *Phtisie pulmonaire*, 1867.

(4) Lancereaux, *Bulletin de l'Académie de médecine*, 1895.

d'autres agents, le parasite du muguet, par exemple, ne s'exerce jamais que sur un organisme prédisposé. Or, aucune circonstance n'est plus apte à favoriser cette prédisposition que les excès de boissons avec essence, du moins si j'en juge par les nombreuses observations que je possède sur la matière. Déjà, au siècle dernier, quelques praticiens avaient observé que la phtisie dans les campagnes se rencontrait particulièrement chez des individus adonnés à des excès de boissons. Depuis 32 ans, je soutiens que ces excès sont une des principales causes de la tuberculose, et, bien des fois, j'ai eu l'occasion d'émettre ici cette opinion avec preuves à l'appui. »

M. Lagneau (1) commentant la publication de M. Lancereaux ajoute : « L'alcoolisme est certainement cause de tuberculose, et à l'appui de cette opinion de M. Lancereaux, on peut faire remarquer qu'au Hàvre et à Rouen où la consommation de l'alcool s'élève à quatorze litres par tête et par an, les 116.302 et 111.847 habitants perdent en 1894, 608 et 450 phtisiques, soit 522 et 402 phtisiques sur 100.000 habitants, tandis qu'à Toulouse où la consommation de l'alcool s'abaisse à deux litres par tête, les 148.200 habitants ne perdent que 290 décédés phtisiques, soit 195 pour 100.000 habitants.

« De plus, il y a proportion élevée de phtisiques masculins, par rapport aux décès féminins, tandis qu'au

(1) Lagneau, *Bulletin de l'Académie de médecine*, 1895.

commencement du siècle, alors qu'on buvait moins
d'alcool, il y avait plus de décès de femmes tuberculeuses que d'hommes. Il est possible d'attribuer à
l'alcool la fréquence croissante de la phtisie chez
l'homme, comparativement à celle de la femme.
Ainsi sur 10.681 décès par phtisie, enregistrés en 1893,
il y en a 6.553 chez des hommes et 4.128 chez des
femmes. »

En 1897, M. le professeur Aubry (1), dans une publication qu'il intitule : *l'Alcoolisme en Basse-Bretagne*
cite les excès simultanés de cidre et d'eau-de-vie dans
le Morbihan et la grande majorité des alcooliques
succombant à la tuberculose et à la pneumonie.

En 1898, au Congrès de la tuberculose, M. Constantin Thiron (2), professeur à la Faculté de médecine de Roumanie peut dire : « Le buveur est à l'état
de toxi-infection par son alcoolisme. Les organes qui
protègent le corps humain contre les poisons nor-
maux qui se forment naturellement par la désassimi-
lation et les sécrétions, deviennent impuissants dans
l'intoxication par l'alcool qui est un poison organique
diminuant l'activité nutritive et fonctionnelle de la
cellule : ainsi le foie ne neutralise plus les toxines,
les reins et la peau ne peuvent les éliminer, le système nerveux est à l'état d'irritabilité, congestion ou
anémie ; la moelle osseuse remplit mal ses fonctions

(1) Aubry. *Gazette médicale de Nantes*, décembre 1897.
(2) Constantin Thiron, Congrès de la Tuberculose, 1898, 4me session.

hématopoiétiques; l'appareil vasculaire n'a plus son
élasticité, les artères étant sclérosées : le sang altéré
dans sa composition histologique et chimique ne
revivifie plus les tissus; les défenses de l'organisme
consistant en chimiotactique, état bactéricide, la
phagocytose (Metchnikoff) sont diminuées, et les
toxines ne peuvent être ni éliminées, ni oxydées ou
transformées, de là leur accumulation dans l'organisme. L'alcoolique devient ainsi le meilleur bouillon
de culture pour les microbes des maladies infec-
tieuses et de la tuberculose. »

En 1899, dans un article intitulé *Alcool et Phtisie*,
M. Jacquet (1) fait observer qu'il vient d'établir de
manière soigneuse, les antécédents personnels des
phtisiques de son service relativement à l'alcoolisme.
Sur dix-sept tuberculeux, seize avaient subi une
alcoolisation forte avant les premières atteintes de
leur mal. Tous buvaient de l'eau-de-vie ou du rhum
ou des apéritifs; tous prenaient en outre de l'absintho
sauf un adonné presque exclusivement à l'Amer
Picon. Chez la plupart d'entre eux, la période ulcéreuse et cavitaire est venue vite, en un ou deux ans
en moyenne. « Cela, dit-il, est en désaccord avec l'af-
firmation de quelques auteurs sur la tendance fibroïde
de la phtisie des alcooliques. »

M. Hayem (2) lui réplique : « Il n'est que trop vrai
malheureusement que l'alcoolisme ou plutôt l'usage

(1) Jacquet, *Société médciale des hôpitaux de Paris*, avril 1899.
(2) Hayem, *Société médicale des hôpitaux de Paris*, avril 1899.

immodéré des boissons les plus diverses, est une des principales causes de la tuberculose acquise. Depuis longtemps déjà, j'ai fait observer à mes élèves de l'hôpital Saint-Antoine que beaucoup de nos bacillaires sont d'une constitution forte, et pour frapper un peu leur esprit j'ai coutume de leur dire que dans notre clientèle spéciale, *la phtisie se prend sur le zinc.* »

Un mois après, M. Coustan (1) de Montpellier, conservant la pittoresque formule de M. Hayem, communique une statistique intéressante.

« Depuis trois ans, dit-il, j'ai perdu cinq phtisiques appartenant à la corporation des ouvriers typographes. Tous jeunes, — le plus âgé avait vingt-cinq ans, — ils étaient profondément alcooliques; l'un d'eux avait même des accès de *delirium tremens.* Gagnant de cinq à sept francs par jour, ils buvaient près de deux francs de consommations, à deux sous, chaque jour, au cours de leurs tournées réitérées. Ils contractèrent la tuberculose qui dans l'espace de quelques mois vint facilement à bout de ces organisations détériorées par l'alcool. »

En juin 1899, M. Jacquet (2) relève une proportion de quatre-vingt-dix-huit alcooliques sur cent phtisiques, d'accord avec une statistique de M. Barbier et avec celles envoyées par plusieurs de ses collègues

(1) Coustan, *Société médicale des hôpitaux,* mai 1899.
(2) Jacquet, *Société médicale des hôpitaux,* juin 1899.

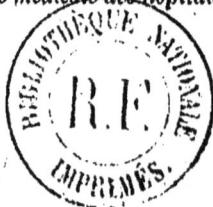

des hôpitaux de Paris. — Tous les malades de M. Jacquet sont buveurs d'absinthe. — Il fait remarquer alors que toutes les professions qui gravitent autour de l'alcool présentent une prédominance considérable de la phtisie; donc l'alcool est *bacilliphile* ou *bacillicole* plus qu'on ne le croit généralement.

Enfin, au mois de mai 1900, nour trouvons une communication instructive de M. Barbier (1) sur « la fréquence de la tuberculose chez les immigrés à Paris ». Sa statistique porte sur cinq cent quatre-vingt-neuf tuberculeux : trois cent quatre-vingt-dix-neuf hommes, cent quatre-vingt-dix femmes. Très peu de ces malades ont des antécédents ou des collatéraux tuberculeux ; un certain nombre avoue du reste avoir fait des excès inusités d'alcool dans une période de temps plus ou moins longue ayant précédé l'éclosion des accidents tuberculeux. En outre, plus de la moitié de ces malades sont fournis par l'Ile de France, la Bretagne, la Normandie, l'Auvergne et les départements limitrophes (Creuse, Allier, Nièvre, Corrèze).

M. Siredey demande à M. Barbier s'il a noté le pays d'origine de ses malades, car ce sont les Bretons, Auvergnats, etc..., races fortes, qui sont le plus atteints et ajoute qu'il faut invoquer en première ligne l'alcoolisme, avec la mauvaise qualité, l'insuffisance de la nourriture, l'insalubrité des logements, le surmenage, conditions propices à la contagion de la tuberculose.

(1) Barbier, *Société médicale des hôpitaux*, mai 1900.

De toutes ces recherches historiques, il résulte que l'alcoolique offre un terrain très favorable pour recevoir le bacille tuberculeux, qui s'y développe admirablement et avec une virulence telle que cette affection est rapidement mortelle.

CHAPITRE II

Etiologie de la tuberculose des buveurs.

Tous les travaux que nous venons d'énumérer dans notre historique prouvent que la tuberculose due aux excès de boissons alcooliques est signalée par la plupart des médecins et universellement acceptée.

Les nombreuses observations qu'on a publiées, d'individus n'ayant aucun antécédent tuberculeux dans leur famille et n'ayant aucune cause en dehors de leur alcoolisme qui puisse expliquer leur tuberculose, prouvent que l'alcool prédispose à cette affection. Cela ne veut pas dire, toutefois, que tous les alcooliques deviendront tuberculeux, car nous savons à quelle foule de maladies ils sont exposés, en dehors de la phtisie. De plus, il est évident qu'il y a le plus souvent d'autres agents débilitants qui viennent s'ajouter à l'alcoolisme, comme le surmenage, la mauvaise alimentation, les excès de toute sorte.

Toutefois, certains auteurs, parmi lesquels nous citerons Magnus Huss, en Suède, Leudet et Tripier, en France, à l'encontre de la plupart des auteurs, soutiennent que l'abus des liqueurs fortes non seulement ne prédispose pas à la tuberculose, mais même guérit cette affection ou en suspend l'évolution.

Leudet (1) nie l'influence de l'alcoolisme parce que sur 600 phtisiques il ne trouve que 20 ivrognes, et prétend même que chez eux la marche de la phtisie a été plus lente que chez les personnes tempérantes.

Tripier (2) refuse à l'alcoolisme toute influence sur la production de la tuberculose parce qu'en interrogeant ses souvenirs, il ne se rappelle pas, dit-il, avoir vu des ivrognes phtisiques.

A côté de ces contradicteurs, nous avons les probantes observations de Krantz et de Launay, les travaux de M. Lancereaux, les statistiques personnelles de MM. Debove, Hayem, Béclere, Le Gendre, Achard, Siredey, L. Guinon, Dreyfus-Brissac, Chauffard, Jacquet et Barbier, etc...

INFLUENCE DE LA NATURE DES BOISSONS

Toutes les boissons alcooliques n'ont pas la même influence sur la genèse de la tuberculose. La bière et le cidre ne semblent pas devoir être incriminés.

Il restera à nous occuper du vin, de l'alcool sous toutes ses formes, et des boissons avec essence.

A) *Tuberculose œnilique.* — Nous appellerons ainsi celle que provoque l'abus du vin. Cette forme

(1) Leudet, *Loc. cit.*
(2) Tripier, De l'eau-de-vie dans la phtisie, *Bull. de thérap.*, tome LXVII, p. 27.

existe-t-elle ? Le Dr Launay (1) du Hâvre ne le croit pas. « Cette affection (phtisie) dit-il, était inconnue dans nos pays vignobles, où cependant les ivrognes ne manquaient pas avant l'invasion des produits de toute couleur que la spéculation jointe à un mercantisme effréné et sans pudeur jette au grand dommage de l'hygiène dans la consommation non seulement de la classe ouvrière, mais encore de la classe aisée. »

Le Dr Garaudeaux (2) est du même avis, et cite l'observation de deux malades qui ont bu pendant dix ans du vin avec excès, sans devenir tuberculeux. Après ce temps ils se sont mis à boire exclusivement de l'eau-de-vie, et au bout de quelque temps il sont devenus bacillaires.

Toutefois d'après M. le professeur Lancereaux (3), les excès de vin prédisposent à la tuberculose et il n'est pas rare, dit-il, de voir des hommes robustes conduits par leur profession à ces excès, comme les camionneurs, les tonneliers, les forts de la halle, succomber à cette maladie. Une nouvelle preuve, dit-il de l'influence des excès de vin sur la production de la tuberculose, c'est la coïncidence relativement fréquente de cette dernière affection avec la cirrhose hépatique, qui ne s'observe que chez ceux qui abusent

---

(1) Launay, *Loc. cit.*
(2) Garaudeaux, Th., Paris, 1878.
(3) Lancereaux, *Bulletin Ac. de méd.*, 1895.

du vin. Dans une statistique de 344 alcooliques tuberculeux, il trouve 60 cirrhotiques.

Malheureusement ces idées de M. Lancereaux ont
été vigoureusement combattues par MM. Vallin et
Laborde (1) qui lui ont fait observer qu'il n'était pas
facile de dire si c'est le vin ou seulement l'alcool en
général qui produit la cirrhose, car à Paris les individus qui font des excès de vin font, lorsqu'ils en ont
l'occasion, des excès d'alcool et de même, dans les
pays vignobles, tel qui boit dans la journée deux ou
trois litres de vin absorbe également de nombreux
petits verres dont l'effet nocif vient s'ajouter à celui
du vin.

Dans nos observations ou dans celles qui nous ont
été communiquées, nous n'avons jamais trouvé de
buveurs de vin exclusifs; tous absorbaient en même
temps de l'alcool et des apéritifs chaque fois qu'ils
en avaient l'occasion.

B). Tuberculose alcoolique. — Nous appellerons
ainsi celle qui est produite par les abus d'eau-de-vie,
rhum, cognac et liqueurs en général. On a un certain
nombre d'observations d'individus ayant abusé surtout de spiritueux et de ce fait devenus phtisiques.
Le docteur Amat (2) en cite quatre observations dans
sa thèse. Nous en reproduisons deux.

C). Tuberculose absinthique. — C'est celle qui sera
produite non seulement par l'usage immodéré de

---

(1) Vallin et Laborde, *Bulletin Académie de médecine*, 1897.
(2) Amat, Thèse de Paris, 1893.

l'absinthe, mais encore du vermouth, des amers, du vulnéraire, de l'eau de mélisse, etc., et des autres liqueurs avec essence. Ce sont ces dernières qu'on peut le plus souvent incriminer dans la production de la tuberculose.

M. Lancereaux (1), cite dans ses « Cliniques, » une foule de cas de ce genre, à la suite desquels il a pu affirmer que « ce sont les boissons avec essence qui causent les effets les plus pernicieux et chaque jour, pour ainsi dire, on voit naître une nouvelle liqueur avec essence, que son inventeur ne manque pas de faire afficher sur les murs des villes et dans les gares de chemins de fer. Si toutes ces inventions n'ont pas un succès assuré et n'enrichissent pas leurs auteurs, un grand nombre de fortunes n'en sont pas moins dues à la consommation de ces substances qui entraînent une mortalité plus grande que les plus dangereuses épidémies ».

CONSTITUTION DES BUVEURS PHTISIQUES

Tandis que les sujets victimes de la tuberculose classique sont ordinairement d'une faible constitution, et ont des tares héréditaires, les alcooliques qui deviennent phtisiques sont des hommes robustes, qui n'ont pas d'antécédents bacillaires. Les malades de Krantz avaient une forte santé, et ceux de Launay

(1) Lancereaux, Leçons de clinique médicale, 1892.

une constitution athlétique. M. Lancereaux fait lui aussi remarquer que le plus souvent il s'agit de gens robustes, do force herculéenne.

AGE DES MALADES

Pour Krantz la phtisie des buveurs s'observerait surtout à la période moyenne de la vie, vers 40 ans. Les deux sujets dont parle Launay sont morts, l'un à 22 ans et les autres à 27, et il pense que la mort peut survenir à tout âge.

Pour M. Lancereaux, c'est de 30 à 50 ans en moyenne, qu'on voit le plus d'exemples.

M. Coustan, de Montpellier, cite cinq observations de phtisiques qui sont tous morts jeunes; le plus âgé avait 25 ans.

Il nous semble que cela dépend surtout de l'âge auxquels les sujets ont commencé à faire des excès de boissons; et comme ils ne commencent guère avant 18 ou 20 ans et quelquefois même plus tard, on peut accepter comme moyenne celle qu'à fixée M. Lancereaux, c'est-à-dire de 30 à 50 ans.

CHAPITRE III

Symptomatologie de la maladie.

Abordons l'étude de la symptomatologie et voyons en quoi elle diffère de la tuberculose classique décrite dans les divers traités de pathologie.

Tandis que la plupart des tuberculeux héréditaires sont des sujets malingres, à thorax peu développé, les alcooliques qui deviennent tuberculeux sont des sujets robustes qui n'ont jamais eu d'affection pulmonaire antérieure.

La toux survient dès le début de la maladie, le plus souvent sans cause apparente. Cette toux est d'abord peu fréquente et sèche, et le malade, qui se croit atteint d'un simple rhume, n'y attache pas une grande importance. Mais, peu à peu, les quintes de toux deviennent plus fortes et plus rapprochées et sont suivies d'expectorations muqueuses, peu abondantes au début de l'affection. Plus rarement l'on observe les hémoptysies si fréquentes dans la tuberculose ordinaire.

Avec la toux apparaît un autre symptôme, la dysp-

uée caractérisée par son intensité progressive. Cette
gêne respiratoire inquiète les malades, qui deviennent incapables de se livrer à leurs travaux anté-
rieurs. Ils maigrissent et s'affaiblissent de plus en
plus. A ce moment, l'expectoration, qui était muqueuse devient muco-purulente et le malade très affai-
bli et considérablement anémié devient la proie de la
fièvre. Celle-ci apparaît généralement deux ou trois
mois après le début des accidents et augmente avec
les progrès de l'affection. Le docteur Garaudeaux (1),
dans sa thèse, prétend qu'elle n'est pas constante.

De plus, chez certains malades, on observe des
vomissements dus à la gastrite alcoolique.

Les sueurs nocturnes et la diarrhée font aussi leur
apparition et sont le prélude de la cachexie tuberculeuse qui survient très vite.

Les signes physiques, c'est-à-dire ceux constatés
par la percussion et l'auscultation, sont les mêmes que
dans la phtisie classique. Toutefois, la tuberculose des
buveurs offre des caractères particuliers :

« Contrairement aux données classiques qui fixent
la localisation de la tuberculose au sommet gauche
et en avant, ce qui est exact pour la phtisie qui
résulte d'une aération ou d'une alimentation insuffisante, la tuberculose du buveur se fixe le plus souvent au sommet droit et en arrière sous forme de
granulations produisant une diminution de l'élasticité
à la percussion. Le mal se ralentit généralement à la

(1) Dr Garaudeaux, Thèse, Paris, 1878.

suite d'une première poussée, accompagnée parfois d'hémoptysies, et si le buveur avait le bon esprit de cesser ses mauvaises habitudes et de s'alimenter d'une façon convenable, il guérirait le plus souvent. Par malheur, il en est rarement ainsi et la maladie, d'abord peu inquiétante, prend tout à coup une gravité des plus grandes par l'extension et la dissémination des tubercules.

« Dans quelques cas, ceux-ci se généralisent d'emblée et même alors il n'est pas impossible qu'ils s'arrêtent dans leur évolution, comme nous l'a démontré l'examen de sujets morts de pneumonie ou de cirrhose, dont les poumons renfermaient des granulations disséminées et pigmentées en voie de rétrocession... (Lancereaux). »

M. Lancereaux a émis l'hypothèse que la bronche droite, étant plus volumineuse que la bronche gauche, l'élimination des vapeurs alcooliques se ferait en plus grande quantité à droite. On pourrait ainsi expliquer la localisation de la tuberculose au sommet droit.

Il nous serait difficile de la vérifier ; elle a néanmoins, pour elle, l'autorité qui s'attache au nom de ce grand clinicien.

En résumé, nous pouvons dire que la phtisie du buveur offre les caractères particuliers suivants : siège habituel le plus souvent à droite et en arrière, évolution rapide, généralisations fréquentes aux séreuses.

Marche. — Tandis que la forme de la tuberculose

classique est généralement assez lente dans son évolution et dans sa marche, chez les alcooliques, cette affection revêt le caractère galopant signalé pour la première fois par Krantz et de nos jours par MM. Lancereaux, Jaccoud, Dieulafoy, Hérard et Cornil, Debove, etc...

OBSERVATIONS INÉDITES

OBSERVATION PREMIÈRE

(Personnelle.)

C... (Gabriel) 28 ans, célibataire employé à la compagnie du Midi, s'est présenté à la consultation de l'Hôtel-Dieu, le 6 octobre 1900. Ce malade a vu mourir son père asthmatique et sa mère de maladie de cœur. A une sœur bien portante et a perdu une sœur à 6 mois de diarrhée infantile.

Comme antécédents personnels nous signalerons la diphtérie à 5 ans. Cet homme s'est depuis lors toujours bien porté. A l'âge de 15 ans, il a commencé à boire deux litres de vin par jour, puis trois litres à 20 ans. De plus il prenait régulièrement une ou deux fois l'absinthe tous les jours.

Au régiment il arrive à boire quatre litres de vin, quatre ou cinq absinthes à la cantine ou en ville et du rhum chaque fois qu'il en avait l'occasion.

A sa sortie du régiment, il a continué à boire ses trois ou quatre absinthes tous les jours car il ne peut plus s'en passer, et il a cessé de boire au mois de mai 1900 sur les conseils du médecin.

Dès sa sortie du régiment, il avait des signes d'alcoolisme : pituites vertes, insomnies, tremblements, etc.

Depuis le mois de décembre 1899, il s'est mis à tousser et à cracher, de plus il a beaucoup maigri, et a présenté alors des sueurs nocturnes.

Le malade voyant ses forces diminuer se présente à la consultation à l'Hôtel-Dieu. On l'engage à cesser de boire, mais néammoins peu soucieux des conseils qu'on lui donne, il continue à faire des excès de boisson. A cette époque la maladie présente une rémission qui dure jusqu'au mois d'avril ou mai.

Le malade plus fatigué qu'avant, revient se présenter à la consultation de l'Hôpital et sur les instances du médecin et voyant en outre que la guérison se fait trop attendre, il cesse l'usage de l'alcool et des apéritifs.

Nous le voyons au mois d'octobre, salle Saint-Sébastien où il est venu pour se faire appliquer des pointes de feu.

A l'auscultation du poumon nous trouvons des lésions de chaque côté à droite et à gauche, et il nous semble difficile de dire par où a débuté la tuberculose.

Il nous affirme qu'il ne boit plus d'alcool et qu'il va de mieux en mieux depuis qu'il ne boit plus et qu'il suit le traitement qu'on lui a prescrit.

OBSERVATION II

(Personnelle.)

Joseph S.., 32 ans, cocher, salle Saint-Sébastien, n° 10. Fils d'un père inconnu et d'une mère morte d'hémorragie cérébrale; il a eu la fièvre typhoïde à 7 ans. Il n'a jamais été malade depuis cette époque.

En 1892, le malade va en Algérie, où il boit surtout du quinquina mais pas d'absinthe. L'année après il rentre en France et va habiter le Gard. Comme il fatiguait beaucoup, il avait la précaution de boire, tous les matins, du « Quina Périer ». Il en consommait une bouteille par semaine. De plus, le soir, comme apéritif, il avalait soit du quina, soit de l'absinthe, soit du picon.

A cette époque il commence à avoir des pituites et de la gastrite.

Il quitte le Gard et devient le domestique d'un négociant de l'Hérault qui fabrique du vermouth. Tout le personnel de la maison avait le droit d'en boire à discrétion. Il en buvait comme tout le monde trois ou quatre fois par jour.

En octobre 1896, il présente une pleurésie droite, puis il contracte « un rhume » qui n'est pas encore guéri.

A l'*auscultation*, nous constatons à droite des signes cavitaires et à gauche des râles humides disséminés.

Nous recherchons ensuite les signes d'alcoolisme et nous trouvons, outre les pituites et la gastrite, du tremblement des mains. De plus, il éprouve des sensations douloureuses de fourmillement, sous l'influence de la chaleur du lit. Il présente, en outre, un peu d'exagération de la sensibilité douloureuse.

OBSERVATION III

(Personnelle.)

Ch... (Alphonse), dessinateur-lithographe, 48 ans, venu à la consultation de l'Hôtel-Dieu, le 13 octobre.

Signalons dans les antécédents héréditaires un cancer chez le père.

Pas de maladies dans la jeunesse. Il est marié et père d'un enfant bien portant.

Pendant son service militaire, il ne fait pas des excès de boissons. En 1890, va en Amérique où il reste trois ans, et durant tout son séjour, il boit des alcools industriels et de l'absinthe en quantité. Il avoue que parfois il buvait quatre ou cinq absinthes dans la journée et deux ou trois picons. Il éprouvait des pituites le matin, mais cela ne le préoccupait pas.

Il rentre en France et se corrige un peu. Il se contente de prendre tous les jours un ou deux apéritifs. Il continue ainsi pendant quatre ans.

Au mois de décembre dernier, le malade s'est enrhumé, a toussé beaucoup et maigri de 12 kilos.

Nous le voyons à la consultation et il nous déclare qu'il ne boit plus maintenant une goutte d'alcool ; il ne peut plus le supporter.

A l'*auscultation*, nous trouvons un maximum de lésions à gauche ; néanmoins, à droite, elles sont bien nettes.

OBSERVATION IV

(Personnelle.)

S... (Antoine), 21 ans, mécanicien, couché au n° 14 de la salle Saint-Sébastien. Son père et sa mère sont en bonne santé; deux sœurs et un frère bien portants.

Dans ses antécédents personnels nous relevons une rougeole à 9 ans. A 13 ans, il commence à travailler et à boire des apéritifs (absinthe et picon). Dans la semaine, à l'atelier, il buvait en outre du rhum avec de l'eau et le dimanche il donnait rendez-vous à ses camarades au café « chacun payait sa tournée ». De plus dans la journée il boit trois et quatre litres de vin.

Depuis un an, il a souvent des pituites blanches et de la gastrite. Il a aussi du tremblement si on lui fait étendre les mains et écarter les doigts.

A l'*auscultation* nous trouvons aux sommets de l'inspiration rude de l'expiration prolongée, et des râles de bronchite pour laquelle il est venu réclamer des soins.

Nous perdons de vue ce malade qui ne reste à l'hôpital que huit jours.

OBSERVATION V

(Personnelle.)

C... (Jean), 49 ans, employé à la Compagnie d'Orléans, s'est présenté à la consultation de l'Hôtel-Dieu le 29 septembre 1900. Rien de particulier à signaler dans ses antécédents héréditaires et personnels. Pas de maladie dans sa jeunesse,

Depuis l'âge de 15 ans, il boit deux à trois litres de vin par jour et de l'eau-de-vie de prunes ou de cerises avec du café ou de l'eau. Il lui arrivait d'en boire en travaillant la moitié d'un grand verre à la fois pour « avoir des forces ».

Il continue à boire de l'alcool au régiment et nous dit même avoir eu la dysenterie et l'avoir traitée avec *succès* en avalant les uns après les autres dix verres à liqueur d'eau-de-vie, à la cantine.

Depuis 1882 qu'il est employé à la Compagnie d'Orléans, il cesse de boire de l'alcool, pour du mêlé-cassis, du picon et du vermouth avec les camarades. Il prend en moyenne deux ou trois apéritifs par jour.

Depuis le mois de juillet 1900 il tousse et crache beaucoup, il a perdu l'appétit. Il a des pituites vertes et des douleurs d'estomac qui provoquent des vomissements après ses repas. Nous observons en outre un tremblement de mains très intense qui a paru depuis deux ou trois ans,

A l'auscultation du poumon, nous trouvons un maximum de lésions à gauche, néanmoins à droite et en arrière, il y des craquements, et en avant une inspiration soufflante.

Nous n'avons pas revu ce malade.

OBSERVATION VI

(Personnelle.)

M... (Edouard), couché au n° 7 de la salle Saint Sébastien, est un homme vigoureux et bien constitué, âgé de 27 ans, exerçant la profession de boulanger, né à Genève.

Son père est bien portant ; sa mère est morte d'une fluxion de poitrine consécutive à un refroidissement. Il a eu une fièvre typhoïde à 7 ans et depuis s'est bien porté.

A dix-huit ans, il a commencé à boire deux ou trois litres de vin par jour et même davantage s'il en avait l'occasion. De plus, il prenait tous les jours l'absinthe avec ses camarades et nous avoue que parfois tout en causant, il en buvait 1[4 ou même 1[2 litre. Le soir, après dîner, il allait boire du café avec du rhum.

Dès l'âge de vingt ans, il a eu des pituites blanches ou vertes le matin à jeun, au saut du lit, et à la même époque il éprouvait des douleurs d'estomac et vomissait parfois ses repas. Actuellement il présente encore des pituites et un tremblement très prononcé des mains.

Il y a six mois (mai 1900), il s'est enrhumé et depuis lors il tousse et crache beaucoup. Il a eu des hémoptysies qui ont duré trois mois a maigri considérablement et ne pouvant plus travailler, entre à l'hôtel-Dieu, le 9 novembre 1900.

A l'auscultation de la poitrine, nous découvrons à droite, en avant et en arrière des râles humides généralisés dans tout le territoire pulmonaire, et au sommet du gargouillement.

Les lésions sont peu accentuées à gauche.

Observations dues à l'obligeance de M. le Docteur
Daunic, *médecin des hôpitaux.*

OBSERVATION VII

X... boulanger âgé de 26 ans — mère morte à 70 ans
diabétique, à trois sœurs en bonne santé. Rien de particulier dans ses antécédents personnels.

Cet homme très vigoureux, d'une taille élevée et de
constitution athlétique, avait toujours joui de la plus parfaite santé.

Il a habité Paris pendant cinq ans et y exerçait le métier de boulanger. Depuis l'âge de dix-huit ans, il s'était
adonné à la boisson. Pendant son service militaire, il absorbait journellement deux ou trois cents grammes d'alcool, sous diverses formes. A Paris, il conserve ses
mauvaises habitudes et boit les liquides frelatés des buvettes parisiennes.

En 1893, le malade se trouve fatigué et en même temps
se met à tousser et à cracher. Pendant plusieurs mois
il lutte contre l'affaiblissement progressif de ses forces,
par des doses de plus en plus considérables d'alcool.

Exténué de fatigue, amaigri, et sans moyens d'existence,
il rentre à Toulouse, pour se soigner.

En 1894 (janvier), le malade se soumet enfin à un traitement.

A l'auscultation pulmonaire, on trouve le sommet
droit complètement envahi par le processus tuberculeux.

On constate des craquements humides et un souffle cavitaire auquel s'ajoute de temps à autre du gargouillement, indiquant la fonte presque totale de cette partie du poumon.

Au huitième jour de son arrivée, le malade est pris brusquement d'hémoptysies à quatre heures du matin. A son arrivée au chevet du malade, demi-heure après le début de l'accident, le médecin le trouva mourant. L'hémoptysie avait été foudroyante; le malade avait vomi environ deux litres de sang. Toute médication fut inutile, il expira quelques instants après son arrivée.

OBSERVATION VIII

Homme de peine, 27 ans, alcoolique avéré, buvant plus de trois litres de vin et de nombreux petits verres, une dizaine ou douze par jour en moyenne.

Il a ses parents en bonne santé, un frère saturnin et tuberculeux.

Cet homme, qui était d'une excellente constitution, contracte la tuberculose en couchant avec son frère, qui était au dernier degré de la phtisie. Sur ce terrain alcoolique, l'affection évolue rapidement, puisqu'au bout de deux mois le malade succombe à une phtisie aiguë.

OBSERVATION IX

Homme de 32 ans, contrebandier, doué d'une force herculéenne, employé chez un fabricant d'alcool, depuis plusieurs années. Il a l'occasion de boire des spiritueux toute la journée et s'en acquitte bien.

A la suite du refroidissement qu'il éprouve en passant une nuit entière sous la pluie, il se met à tousser, à maigrir et il perd ses forces.

Il entre à l'Hôtel-Dieu, et malgré le traitement qu'il subit, il succombe en quatre mois et demi à une phtisie aïgue.

A l'autopsie, on trouve des granulations tuberculeuses confluentes occupant les deux poumons.

OBSERVATION X

Commerçant âgé de 32 ans, doué d'une constitution au-dessus de la moyenne et n'ayant rien de particulier dans ses antécédents héréditaires et personnels.

Depuis plusieurs mois, il consommait tous les jours environ 1|2 litre de chartreuse. A la suite d'une légère fatigue, il se met à tousser et à cracher.

A l'auscultation, on découvre une grosse caverne au sommet droit, sans lésions appréciables des autres territoires pulmonaires.

Il succombe après six mois de maladie, malgré un traitement intensif.

OBSERVATION XI

Femme de 35 ans, bien constituée et ne présentant aucune tare tuberculeuse dans ses antécédents héréditaires ou personnels.

Elle se met à boire, à l'âge de vingt ans, de grandes quantités d'alcool (rhum et liqueurs diverses).

Mariée et mère de deux enfants superbes, elle n'avait jamais été malade jusqu'à l'âge de 23 ans. A cette époque, elle eut des crises de névralgie dentaire, très douloureuses. Son médecin lui conseille de s'abstenir d'alcool et lui donne quelques piqûres de morphine pour calmer ses douleurs névralgiques. Comme elle souffrait souvent, elle continua en cachette l'usage de la morphine et devint morphinomane.

Malgré les sages conseils qu'elle avait reçus, elle ne cessa pas de s'adonner à la boisson, et à 35 ans, elle contracte un rhume dont elle ne peut expliquer la cause. Elle se met à tousser et à cracher, s'anémie et perd ses forces.

A l'auscultation de la poitrine, on trouve au début des râles humides et des craquements à droite ; puis, malgré tous les soins qu'elle a reçus, la fonte pulmonaire s'est rapidement faite et a produit une caverne sous la clavicule droite. La malade succombe dans l'espace de cinq mois.

Observations dues à l'obligeance de M. le Docteur
Baylac, *médecin des Hôpitaux de Toulouse.*

OBSERVATION XII

(Résumée.)

Absinthisme et tuberculose pulmonaire.

N..., 45 ans, salle Saint-Sébastien, n° 12. Septembre 1900·

Antécédents héréditaires. — Pas de tuberculeux dans la famille. Père mort diabétique à 62 ans, mère morte à 69 ans d'affection indéterminée.

Antécédents personnels. — Bonne santé habituelle. Pas de maladie d'aucune sorte, pas de syphilis.

Quoique d'une robuste constitution, cet homme est réformé au conseil de revision pour défaut de taille. Il se marie à 23 ans et a trois enfants bien portants.

Il reste sobre jusqu'à 27 ans, à cette époque, il entreprend des voyages comme représentant de commerce pour articles de café. Sa clientèle se composant exclusivement de limonadiers, il prend avec eux l'habitude des boissons alcooliques (apéritif, eau-de-vie, chartreuse, bock, pas d'excès de vin). Chaque jour il boit en moyenne vingt consommations et souvent davantage. Il continue ces excès jusqu'à 41 ans, époque à laquelle il cesse de voyager.

Depuis longtemps il avait des pituites, de l'inappétence, des digestions difficiles, avec crises de diarrhée tenace.

4

Il cesse alors de boire et se met au régime lacté, mais malgré ce changement de régime, il ne peut rétablir sa santé fortement compromise.

En décembre 1899, il contracte une bronchite qui l'oblige à cesser son travail. Il se produit des lésions pulmonaires prédominantes au sommet droit. Les troubles gastro-intestinaux s'aggravent; il présente, en juillet 1900, des symptômes d'insuffisance hépatique et succombe au mois de septembre de la même année.

A l'autopsie, on constate une énorme caverne au sommet droit, une infiltration tuberculeuse généralisée aux deux poumons, et une stéatose hépatique très prononcée (2 kilogr. 800).

OBSERVATION XIII.

(Résumée.)

Alcoolisme héréditaire et Tuberculose pulmonaire.

Homme de 31 ans, ayant son père et sa mère bien portants, malgré de nombreux excès d'alcool. Pas de tuberculeux dans la famille.

Fils unique, il contracte de bonne heure la mauvaise habitude de boire. A 17 ans, il présente un tremblement alcoolique des mains qui s'accentue de plus en plus au point de le gêner beaucoup pour écrire. Dès 18 ans, pituites abondantes le matin. A 21 ans il fait un séjour de quelques mois dans les colonies, et aggrave ses mauvaises habitudes d'intempérance. Néanmoins il jouit d'une assez bonne santé et n'a même jamais été malade.

Marié à 27 ans, a un enfant bien constitué et bien portant. Il continue à faire de nombreux excès de boissons : deux litres de vin ; demi-litre d'eau-de-vie ; nombreux apéritifs tous les jours.

A 29 ans, il présente les premières manifestations tuberculeuses pulmonaires : craquements au sommet droit, légères hémoptysies. Sous l'influence d'un traitement approprié et la suppression momentanée de boissons alcooliques, la bacillose reste stationnaire pendant vingt mois.

Dans les derniers jours de 1899, le malade a recommencé à boire, les lésions pulmonaires s'aggravent ; il se forme une vaste caverne au sommet droit et le malade succombe à une tuberculose laryngée (février 1900).

Observations déjà publiées par M. LANCEREAUX.

OBSERVATION XIV

Tuberculose œnilique.

Le malade couché au n° 15 de la salle Piorry, est un grand buveur de vin. Il présente tous les signes de l'intoxication œnilique, à savoir : pituites, crampes, fourmillements aux extrémités, cauchemars, tremblements, etc.

Depuis six mois, il tousse, maigrit et crache du sang.

Il a perdu ses forces et c'est la raison qui l'engage à se faire soigner. L'auscultation du thorax montre un ramollissement complet du sommet du poumon droit, avec infiltration de toute la partie inférieure de l'organe. Les lésions sont très peu accentuées à gauche.

Ce malade ne reste qu'un mois dans nos salles.

OBSERVATION XV

Tuberculose œnilique.

Au n° 14 de la salle Piorry, est couché un tonnelier, âgé de 31 ans, et qui depuis dix ans boit environ 4 à 5 litres de vin par jour. Il présente tous les signes de l'œnilisme.

Depuis six mois, le malade tousse et maigrit; il y a huit jours, il a craché un verre de sang; le sommet du poumon droit, en arrière est mat; il résiste sous le doigt et l'on y perçoit des craquements secs au moment de la toux.

OBSERVATION XVI

Tuberculose absinthique.

R... (Nicolas), 43 ans, mégissier, salle Piorry n° 26. Fils d'un père buveur et d'une mère nerveuse, ce malade a contracté l'habitude de l'absinthe en Afrique, où il est resté trois ans. Là il se serait livré à de vraies orgies, buvant jusqu'a un demi-litre par jour de cette liqueur, et il absorbe encore quotidiennement 4 à 5 verres d'absinthe. Depuis longtemps il a des crampes la nuit et des pituites le matin. Son sommeil est troublé par des cauchemars affreux, dans lesquels il se voit poursuivi par des animaux fantastiques. Il éprouve de violentes douleurs dans les membres, surtout le matin et il tousse depuis un an.

Cet homme des plus robustes a perdu l'appétit et maigri depuis trois mois. Sa physionomie a quelque chose d'étrange : l'œil est fixe, brillant et humide, les pommettes colorées, le front couvert de sueur. Dès qu'il parle les muscles de la face sont agités de fines trémulations, marquées surtout au niveau de la face et des muscles nasogéniens. L'exploration de la sensibilité cutanée permet de constater qu'il existe une hyperalgésie excessive dans toute l'étendue des membres inférieurs et dans la région de l'hypogastre. Le chatouillement de la plante des pieds est tellement douloureux que le malade bondit, se tord, et se renverse en arc de cercle dans son lit ; le simple attouchement de la peau des extrémités des membres inférieurs détermine une réaction presque aussi vive. La pression au niveau des émergences nerveuses de la région antérieure de l'abdomen et surtout dans les points qui correspondent à la région de l'ovaire chez la femme et que par analogie j'appelle points ovariens, produit des effets souvent encore plus accusés.

Notre malade éprouve la nuit dans les mollets des crampes douloureuses, des sensations de brûlure et de déchirement profond aux pieds. Tous les matins, au saut du lit, il est pris de vertige, il chancelle, et tomberait s'il ne s'appuyait sur une chaise. Puis, il a une nausée, et vomit une cuillerée d'un liquide glaireux et épais.

Dès que la pituite s'est produite, il est soulagé et peut facilement vaquer à ses occupations. Aujourd'hui, il présente les signes d'une tuberculose pulmonaire avancée ; le poumon droit offre une matité complète et par l'auscultation on y perçoit du gargouillement.

OBSERVATION XVII

(Résumée.)

Tuberculose absinthique.

A... (Victoire), couturière, salle Lorain n° 4. Réglée à 16 ans, mariée à 21 ans, elle a eu trois enfants dont un mort à vingt mois de méningite tuberculeuse. Son mari était paresseux, brutal et ivrogne et c'est lui qui aurait entraîné sa femme au cabaret. Depuis trois mois, elle boit en moyenne deux absinthes par jour et souvent aussi un petit verre de vulnéraire.

Elle tousse depuis six mois, et depuis ce moment sa santé a été toujours chancelante. Elle a une hyperalgésie cutanée extraordinaire qu'on retrouve aux membres supérieurs, à l'abdomen, au thorax avec la même netteté. Fourmillements et engourdissements des membres ; rêves terrifiants la nuit, etc... C'est un type complet d'absinthisme.

Les lésions pulmonaires sont déjà très avancés et l'on constate la présence d'une grosse caverne sous la clavicule droite.

Les Observations XVI et XIX sont rapportées dans la
thèse de M. le Docteur AMAT (1).

OBSERVATION XVII

(Résumée.)

Tuberculose alcoolique.

P..., âgé de 45 ans, porteur aux Halles, est un indi-
vidu fort et bien constitué, n'ayant aucun souvenir de
maladies de poitrine dans sa famille. Il travaille aux
Halles depuis plusieurs années, passe souvent les nuits
et s'adonne aux liqueurs fortes ; aussi a-t-il depuis longtemps des pituites le matin et du tremblement. Bien
portant jusqu'à ces derniers jours, il se dit malade pour
avoir transporté un poids assez lourd jusqu'à un étage
élevé.

Admis le 11 mars à l'Hôtel-Dieu, salle Sainte-Jeanne,
ce malade est amaigri, tousse et se plaint d'une dyspnée
assez vive, cependant on ne constate qu'un léger degré
d'obscurité du son au sommet des poumons et quelques
râles humides vers les bases; peu ou point d'expectoration.

Avec le repos, l'état de la respiration s'améliore, mais

(1) Thèse de Paris, 1893.

la toux persiste. Survient une diarrhée qui affaiblit le malade.

Cet état dure plusieurs jours; puis survient de l'agitation et des rêvasseries; la mort survient le 23 mars.

A l'autopsie, on trouve dans les poumons des granulations abondantes et grisâtres qui infiltrent la plus grande partie du parenchyme.

OBSERVATION XIX

(Résumée.)

Tuberculose alcoolique.

F. B..., né en Normandie, y est resté jusqu'à l'âge de 25 ans, dans son pays, il a bu longtemps du cidre et de l'eau-de-vie.

Arrivé à Paris, où il exerce la profession de charretier, il se met à boire 4 à 6 sous d'eau-de-vie jaune le matin à jeun. Souvent, il en absorbait encore dans la journée, et il accompagnait toujours son café d'un verre d'eau-de-vie.

Il n'a jamais eu de maladie; mais il se plaint de n'avoir pas d'appétit depuis 20 ans; il en a aujourd'hui 42. Depuis un an, il tousse, maigrit, et voit ses forces s'affaiblir.

Le 3 octobre, jour de l'entrée du malade à l'hôpital, la poitrine offre une sonorité normale en avant et en arrière, mais à la base gauche, on perçoit une crépitation superficielle et fine.

Le 11 octobre le malade est pris de vomissements et meurt le lendemain.

A l'autopsie on découvre que le poumon droit adhère par son sommet au thorax ; sa base est indurée et pigmentée ; il présente à la coupe des traces de tubercules, les uns pigmentés, les autres caséeux, et en même temps des groupes de granulations arrêtées dans leur évolution.

Le poumon gauche présente à peine quelques traces de tubercules et les autres caractères du poumon droit.

Deuxième Partie

Nous abordons maintenant la pathogénie de cette affection. Mais auparavant nous étudierons dans un chapitre préliminaire :

1° Les transformations de l'alcool dans l'organisme ;

2° Son trajet dans l'économie ;

3° Les phénomènes pathologiques qu'il produit.

CHAPITRE PREMIER

De l'alcool.

1° SES TRANSFORMATIONS DANS L'ORGANISME

On a émis un grand nombre de théories pour expliquer les transformations que subit l'alcool dans notre corps. Nous allons en donner un rapide aperçu.

En 1839, Royer-Collard (1) signale l'élimination de
l'alcool par les poumons et admet qu'il traverse l'économie sans se transformer.

Quelques années plus tard, Bouchardat et Sandras (2) émettent l'opinion que l'alcool est brûlé dans
l'économie et transformé en eau et acide carbonique
par l'oxygène, après formation d'un produit intermédiaire, l'acide acétique.

En 1852, Liebig (3) confirme la théorie de Bouchardat.

Dès lors, tous les auteurs admettaient la combustion de l'alcool dans l'organisme, lorsque de nouvelles
expériences vinrent, sinon détruire, du moins ébran-
ler ces croyances.

Ces recherches expérimentales furent faites en
1860 par Lallemand, Perrin et Duroy (4), médecins au
Val-de-Grâce. Ces auteurs retrouvèrent l'alcool en
nature dans le sang, le foie, la rate, le tissu musculaire et dans les gaz éliminés par la respiration. Ils
se rangèrent alors à la théorie de Royer-Collard.

Trois ans plus tard, en 1863, Baudot (5) critique

(1) Royer-Collard, Thèse de concours, 1839.

(2) Bouchardat et Sandras, *Annales de Chimie et de Physiologie*,
Paris, 1847.

(3) Liebig, *Chimie organique appliquée à la physiologie et à la
pathologie*; traduction de Gerhardt, 1852.

(4) Lallemand, Duroy et Perrin, *Rôle de l'alcool dans l'organisme; recherches expérimentales*, Paris, 1860.

(5) Baudot, *Union médicale*, 2e série, t. XX, 1863.

les conclusions des auteurs précédents et admet que
l'alcool est comburé et joue le rôle d'aliment d'épargne.

En 1882, le professeur Bouchardat soutient encore
la théorie de la combustion qu'il avait formulée en
1847. « Mais, il ajoute, que si la dose d'alcool est
« trop forte, une grande partie passe dans le torrent
« circulatoire et est éliminée par le poumon, non à
« l'état de pureté mais associée à l'aldéhyde et à
« l'acétone, association qui rend si désagréable pour
« les voisins les exhalations pulmonaires des ivro-
« gnes. »

Enfin, en 1884, le docteur Jaillet (1) se range à la
théorie de Bouchardat. L'alcool est transformé en
eau et en acide carbonique, après formation d'un
produit intermédiaire, l'acide acétique.

De nos jours, la majorité adopte à la théorie de
Bouchardat : l'alcool est brûlé en grande partie et
éliminé en faible proportion par les poumons, les
reins et la peau. Si la dose d'alcool ingéré est trop
forte, la majeure partie passe dans le sang et est
éliminée par les poumons.

2° TRAJET DE L'ALCOOL DANS L'ÉCONOMIE

Avant de parler des désordres que l'alcool produit sur l'économie, nous allons jeter un rapide

(1) Jaillet, Thèse, Paris, 1884.

aperçu sur le trajet qu'il parcourt dans notre organisme avant d'être éliminé.

L'alcool ingéré arrive dans l'estomac et l'intestin. Là, il est absorbé non par la voie lymphatique, mais par la voie veineuse d'après Magendie. Le système de la veine porte, amène au foie tout l'alcool absorbé. « D'un bond, a dit Lasègue, l'alcool atteindra l'organe. » Aussi, chez les buveurs, le foie est toujours plus ou moins adultéré : cirrhose atrophique ou hypertrophique, ictère aigu des buveurs consécutif à des excès. Mais le foie ne retient pas tout l'alcool ; une partie passe dans le torrent circulatoire et mêlé au sang vient imprégner les éléments anatomiques. Une grande partie se transforme en acide carbonique et en eau, et le reste est éliminé par les poumons, la perspiration cutanée, le rein et les glandes sudoripares.

3° Phénomènes pathologiques que produit l'alcool sur les divers organes

Dans son trajet successif à travers l'économie, l'alcool ne reste pas inoffensif. Il fait sentir son action, d'abord sur l'appareil digestif, puis sur l'appareil de la respiration et de la circulation et, enfin, sur le système nerveux.

a). Appareil de la digestion. — Les organes digestifs sont les premiers exposés à l'action nocive de l'alcool, et les premiers lésés. Les lésions stomacales sont des lésions de la muqueuse, produites par contact. Elle s'épaissit et s'hypertrophie ou s'ulcère, produisant la gastrite alcoolique hypertrophique ou la gastrite ulcéreuse, bien décrite par M. Lancereaux. Le foie est de tous les organes celui qui subit le plus tôt l'influence de l'alcool ; il s'atrophie (cirrhose atrophique) ou augmente de volume (cirrhose hypertrophique). Il peut, enfin, subir la dégénérescence graisseuse.

b). Appareil de la respiration. — Les poumons qui sont les organes par où s'élimine l'alcool, subissent aussi des altérations résultant de l'irritation produite par le passage de l'alcool. Il est admis que l'usage prolongé de l'alcool favorise le développement des affections pulmonaires en général. L'alcoolisme crée dans le poumon un « *locus minoris resistentiæ* » grâce auquel le pneumocoque et le bacille de Koch y trouveront un terrain favorable à leur développement.

c) Appareil de la circulation. — Le système circulatoire est lésé à son tour. Le cœur s'hypertrophie d'abord, puis subit la dégénérescence graisseuse ; les artères deviennent athéromateuses et on observe chez la plupart des alcooliques des symptômes d'artério-sclérose généralisée. Le sang lui-même est altéré, car on a signalé une augmentation notable des globules blancs et parfois de la déformation des globules rouges.

d) Système nerveux. — L'alcool produit aussi des lésions considérables sur l'appareil nerveux. L'intoxication alcoolique aiguë produit l'ivresse, c'est-à-dire une excitation passagère, bientôt suivie de dépression profonde ou de coma. L'intoxication chronique, l'alcoolisme proprement dit, entraîne une foule de lésions anatomiques dont les principales sont la congestion, l'hémorragie cérébrale par altération des vaisseaux du cerveaux, le ramollissement par thrombose ou embolie et même la pachyméningite et la périencéphalite diffuse.

Les désordres fonctionnels qui en résultent sont des troubles de la motilité (tremblements, parésie musculaire, paralysie) ; des troubles sensitifs (céphalalgie, insomnie, hyperesthésie), et des troubles intellectuels (*delirium tremens*, hallucinations, folie alcoolique), etc...

CHAPITRE II

Pathogénie de la tuberculose alcoolique.

Après avoir étudié les transformations que subit l'alcool dans l'économie et les désordres qu'il produit, recherchons les théories qu'on a émises pour expliquer le mode d'action de l'alcoolisme dans la production de la diathèse tuberculeuse.

Paravoino (1), en 1830, est le premier qui affirme que les excès préparent l'organisme aux tubercules par la « *débilité croissante et consécutive qu'ils déterminent* ».

En 1838, Broussais (2) soutient que c'est l'*irritation* produite par l'alcool dans le poumon, où il s'élimine, qui est cause de la formation des tubercules.

C'est à ces deux grandes théories : « Théorie de la débilitation et théorie de l'irritation », que se rattachent presque tous les successeurs de ces pathologistes. Enfin, certains pensent que ces deux causes :

(1) Paravoino, *Proposition sur les tubercules*, 1830.
(2) Broussais, *Loco citato*.

débilitation et irritation, se complètent pour arriver au même but : la tuberculose.

Krantz (1), de Liège (1862), n'ose pas trop se prononcer. Néanmoins, il penche en faveur de la théorie de Broussais. « Comment l'alcool, dit-il, modifie-t-il le poumon et fait-il que dans certaines circonstances sa désorganisation marche avec tant de rapidité ? Voilà ce qu'il faudrait rechercher, car on a peu de renseignements sur ce point. On sait que l'alcool est, en grande partie, éliminé par les reins et le poumon ; sans doute qu'en traversant ces derniers il les irrite d'une manière incessante et les mine en quelque sorte à la longue. »

Trousseau (2) admet les deux causes : débilitation et irritation. Voici ce qu'il écrit : « L'alcoolisme débilite ; toute affection qui débilite peut entraîner la tuberculisation. On conçoit que sous l'influence de la débilité d'une part, et sous celle de l'irritation constante du poumon d'autre part, la tuberculose se développe. »

Damaschino (3), en 1872, se range à la théorie de la débilitation de Paravoine. Il accorde une grande importance aux troubles des voies digestives si prononcées chez les buveurs, et prétend que leur gastrite chronique, leur anorexie, leur inappétence, sont une

---

(1) Krantz, *Loco citato*.
(2) Trousseau, *Clinique médicale*, t. II, 1868, p. 387.
(3) Damaschino, Thèse agrégation, 1872, p. 163. Etiologie de la tuberculose.

cause d'affaiblissement suffisante pour altérer les fonctions nutritives.

M. Bouchard (1) soutient la même opinion. « La preuve, dit-il, que c'est bien par un procédé de nutrition amoindrie et retardante que se développe la tuberculose, c'est que les diverses maladies dont la pathogénie ressortit tout entière à la nutrition retardante, se terminent par la tuberculose avec une fréquence bien faite pour surprendre tout esprit qui ne saisirait pas le pourquoi et le comment de pareilles issues. »

Citons, en terminant, l'opinion de M. Lancereaux (2) qui dit : « Les alcools et les essences, d'une part, en diminuant les combustions organiques; d'autre part, en s'éliminant par les poumons, créent tout à la fois une prédisposition générale et une prédisposition locale qui fournissent au bacille de la tuberculose un terrain propre à son développement. »

De toutes ces théories quelle est la vraie ? La débilitation et l'irritation agissent-elles séparément ou ensemble ? Nous laisserons à de plus compétents que nous sur la matière, le soin de l'élucider. Ce qu'il nous importe de retenir, c'est que l'alcoolique est particulièrement exposé du fait de son alcoolisme à contracter la tuberculose. Tous les auteurs sont d'accord sur ce point.

---

(1) Bouchard, *Revue de médecine*, p. 57.
(2) Lancereaux, *Bulletin de l'Académie de médecine*, 1895.

CHAPITRE III

Pronostic. — Traitement. — Prophylaxie.

1° Pronostic

Le pronostic n'est pas toujours fatal. Launay a émis l'opinion que la phtisie du buveur peut cesser son évolution, si le buveur revient à la sobriété. — M. Lancereaux est du même avis ; il prétend que les buveurs tuberculeux auraient de grandes chances de guérison, s'ils avaient la force de cesser tout usage de l'alcool. Mais malheureusement ils ne peuvent guère se corriger de leur funeste passion et le fameux adage « Qui a bu, boira » reste vrai. Beaucoup d'alcooliques ont déclaré qu'ils préféreraient se priver de manger que de « renoncer à la bouteille ». Aussi, bien peu de ces malades sont appelés à guérir ; la plupart succombent à bref délai. — Du reste, le pronostic de la tuberculose des buveurs est aggravé par des lésions d'artério-sclérose qui entraînent des accidents divers, d'origine asystolique ou urémique.

2° Traitement

Nous n'insisterons pas sur le traitement qui est le

même que dans les autres formes de la phtisie et qui consiste en repos, aération et suralimentation.

Notre devoir sera de persuader à l'alcoolique de cesser de boire et de remplacer sa boisson alcoolique par du lait. Nous prêcherons dans le désert, mais nous aurons fait notre devoir.

3° Prophylaxie

Puisqu'il s'agit de malades qui ne deviennent tuberculeux qu'à la suite des excès de boissons, la prophylaxie de cette tuberculose consistera à faire la guerre à l'alcool et aux liqueurs avec essence, c'est-à-dire aux apéritifs.

A nous, médecins, il appartiendra de donner l'exemple, d'inspirer la crainte des boissons alcooliques, et de combattre les préjugés qui les considèrent comme utiles à l'entretien et à la réparation des forces. « Vous serez médecin, a dit M. le professeur Debove dans une de ses leçons cliniques, vous vous répandrez dans toute la France, vous agirez sur la santé publique et même sur la santé morale par vos prescriptions et vos conseils. Si vous êtes convaincus des dangers de l'alcool, si vous prêchez la sobriété par vos paroles et vos actes, vous pourrez contribuer puissamment à changer l'opinion publique et à sauver ce pays auquel l'alcoolisme fait courir le plus grand danger qu'il ait jamais couru. »

Malheureusement, le plus souvent, nous aurons affaire à des individus qui seront déjà alcooliques et nous risquerons fort de faire œuvre peu utile si nous

ne sommes pas secondés dans notre tâche par ceux
qui peuvent prévenir le mal, c'est-à-dire, par le corps
enseignant.

Si, dès l'école, les instituteurs montraient aux enfants, par des cours d'hygiène, les conséquences
physiques et intellectuelles de l'abus des boissons,
ils seraient moins portés peut-être à s'alcooliser.
Nous pensons que beaucoup d'ouvriers, s'ils étaient
édifiés sur les dangers de l'alcoolisme par les leçons
des instituteurs et les conférences des hygiénistes,
s'abstiendraient des liqueurs véritablement toxi-
ques (Lagneau).

Ne considérant même la question qu'au point de
vue social, ne croyez-vous pas que l'ouvrier serait
plus heureux s'il supprimait de ses habitudes ordi-
naires le cabaret et l'alcool en employant à leur
place la sobriété, l'épargne, une bonne nourriture et
un sommeil réparateur? La misère n'est en partie que
le résultat de la perte du temps, d'argent et de santé
par l'alcoolisme (H. Rochefort). — Un vice coûte plus
cher à entretenir qu'une famille (J. Simon).

Mais, pour l'ouvrier des villes, les occasions de
consommer ces poisons sont si nombreuses et les
sollicitations si vives, qu'il sera forcé de succomber
un moment ou l'autre à la tentation. Aussi, le but à
atteindre serait ici de lui enlever les occasions en
supprimant un certain nombre de cabarets.

Seul, le législateur aurait le droit d'entreprendre
cette réforme efficace contre le « péril alcoolique ».
Il serait urgent d'abolir la loi de 1880, qui accorde

la liberté de la vente des boissons alcooliques. Cette loi est la cause de tout le mal, puisque, grâce à elle, en 19 ans, le nombre des débits de boissons, en France, a augmenté de 250.000.

Néanmoins, le cabaret n'est pas le seul endroit où on puisse se procurer de l'alcool. La loi sur les bouilleurs de crû permet aux habitants des campagnes d'en avoir à très bas prix et avec facilité, et de pouvoir ainsi s'alcooliser à domicile; donc la suppression de ce privilège s'impose aussi.

En Suède et en Norvège, en Suisse, en Autriche, en Hollande, en Angleterre, on a pris des mesures pour arrêter le flot toujours croissant de l'alcool, et on a obtenu des résultats forts encourageants, que nous obtiendrions aussi en France si nous voulions nous décider à accomplir les mêmes réformes.

Les médecins ont signalé les dangers de l'alcoolisme depuis déjà longtemps, et leur devoir est de lutter jusqu'au jour où nos politiciens seront résolus à faire des réformes législatives dans l'intérêt de la santé commune et de la prospérité de la patrie.

Nous voudrions, avec la plupart des médecins et des hygiénistes qui se sont occupés de la question :

1° Réduire dans une forte proportion le nombre des cabarets et pour cela abroger la loi de 1880 qui permet la libre vente de l'alcool en France ;

2° Supprimer le privilège des bouilleurs de crû et le droit d'octroi sur les boissons hygiéniques ;

3° Rendre aussi faible que possible ou supprimer l'impôt sur le cidre, la bière et le vin, qui, naturel et absorbé à doses modérées, n'est pas ou est peu nuisible;

4° Surélever considérablement l'impôt sur les alcools de boisson et ne les livrer à la consommation qu'après les avoir débarrassés des produits impurs qu'ils contiennent;

5° Interdire la fabrication en France et la consommation des boissons connues sous le nom d'amers et d'apéritifs, car les essences qu'elles renferment ont une action particulièrement toxique sur notre organisme et comptent parmi une des principales causes de dépopulation.

Telles sont les principales mesures prophylactiques que conduit à réclamer l'étude de la tuberculose des buveurs. Elles seules, seront capables d'arrêter le mal.

Nous espérons fermement que les pouvoirs publics, présidant aux destinées sociales, se décideront enfin à porter remède à un état de choses, dont le résultat est la dégradation physique et morale des populations, une cause des plus graves maladies et une augmentation si considérable de la mortalité qu'un de nos médecins a pu dire : « Les hommes ne meurent pas, ils se tuent. »

CONCLUSIONS

I. — L'alcoolisme est une cause prédisposante à la tuberculose.

II. — L'alcool exerce sur l'organisme humain une double action : « action de dénutrition par la diminution de l'appétit et des oxydations, et action d'irritation pulmonaire par son élimination par les voies respiratoires. »

III. — La tuberculose des buveurs débute le plus souvent au sommet droit et en arrière. Elle s'observe le plus fréquemment chez des individus alcooliques de forte constitution et sans tare héréditaire tuberculeuse. Son évolution est d'ordinaire rapide et elle revêt la forme de phtisie galopante.

IV. — Le pronostic en est toujours grave, car le buveur ne peut guère se corriger de ses mauvaises habitudes et de plus il n'offre qu'une très faible résistance au bacille de Koch.

V. — Le traitement général ne diffère pas de celui de la tuberculose ordinaire.

VI. — Faire la guerre à l'alcool et mettre l'homme à l'abri de l'intoxication alcoolique, c'est faire la meilleure prophylaxie de cette tuberculose des buveurs.

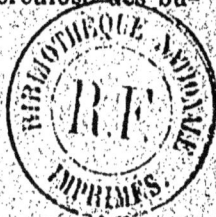

INDEX BIBLIOGRAPHIQUE

AMAT. — Tuberculose du poumon. Influence des boissons alcooliques (Th. Paris, 1893).

AUBRY. — L'alcoolisme en Basse-Bretagne (Gazette médicale de Nantes, décembre 1897).

BARBIER. — La tuberculose chez les Immigrés à Paris (Société médicale des hôpitaux, juin 1899 et mai 1900.

BAUDOT. — De l'alcool (Union médicale, 2me série, t. XX, 1863).

BELL (Ch.). — On the effects of the Use of alcoholic liquors on tubercular diseases or in constitutions predisposed to such diseases, 1859 (American Journal of the med. science).

BOUCHARD. — (Revue de médecine, 1881, p. 57).

BOUCHARDAT et SANDRAS. — De la digestion des boissons alcooliques et leur rôle dans la nutrition (Annales de chimie et de physiol., Paris, 1847).

BROUSSAIS. — Histoire des phlegmasies chroniques, 1838.

COUSTAN. — La phtisie se prend sur le zinc (Société médicale des hôpitaux, mai 1800).

DAMASCHINO. — Etiologie de la tuberculose (Th. agrégation, 1872, p. 103).

DEBOVE. — Leçons cliniques sur l'alcoolisme, 1898.

FOURNIER. — Article « Alcoolisme » (Dict. de méd. et de chir. pratique).

GARAUDEAUX. — Tuberculose des buveurs dans ses rapports avec la cirrhose (Th. de Paris, 1878).

HAYEM. — Alcool et phtisie (Soc. médic. des hôp. de Paris, avril 1809).

HÉRARD et CORNIL. — Phtisie pulmonaire, 1867.

JAILLET. — De l'alcool (Th. de Paris, 1884).

JACQUET. — Alcool et phtisie (Soc. méd. des hôp. de Paris, avril 1899).

KRANTZ. — De la phtisie des buveurs (Gazette des hôpitaux, 1862).

LALLEMAND-PERRIN et DUROY. — Rôle de l'alcool dans l'organisme. Recherches expérimentales, Paris, 1860.

LANCEREAUX. — Dictionnaire encyclopédique des sciences médicales, 1863, article : *Alcoolisme*.

— Atlas d'anatomie pathologique, 1871.

— Leçons de clinique médicale, 1892.

— Bulletin académie de médecine, 1895.

LAGNEAU. — Alcoolisme, prophylaxie (Bull. acad. de méd., juin 1895).

LAUNAY. — Alcoolisme, son influence sur la production de la phtisie et des troubles menstruels (Union médicale, t. XIV, p. 337).

LEUDET. — Gazette médicale de Lyon, 1864.

LIEBIG. — Chimie organique appliquée à la pathologie et à la physiologie (Trad. de Gerhardt, 1852).

LIEUTAUD. — Traité de médecine pratique, 1767.

PARAVOINE. — Propositions sur les tubercules, 1830.

ROYER-COLLARD. — De l'alcool (Thèse de concours, 1839.

THIRON. — Congrès de la tuberculose, 1898, 4e session.

TRIPIER. — De l'eau-de-vie dans la phtisie (Bull. de Thérapeutique, t. 67, p. 27).

TROUSSEAU. — Clinique médicale, t. II 1868, p. 387.

VALLIN et LABORDE. — Alcool et cirrhose du foie (Bull. ac. de méd., 1807).

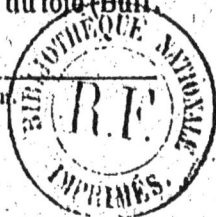

Toulouse — Imprimerie Saint-Cyprien.

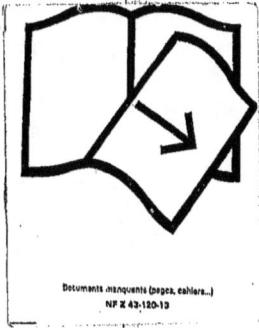

Documents manquants (pages, cahiers...)
NF Z 43-120-13